BEI GRIN MACHT SICH IHR WISSEN BEZAHLT

- Wir veröffentlichen Ihre Hausarbeit,
  Bachelor- und Masterarbeit

- Ihr eigenes eBook und Buch -
  weltweit in allen wichtigen Shops

- Verdienen Sie an jedem Verkauf

Jetzt bei www.GRIN.com hochladen und kostenlos publizieren

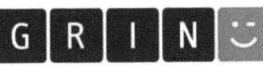

Qualitätsmanagement in deutschen Kliniken während der Corona-Pandemie

Cäcilia Mickel

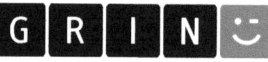

Bibliografische Information der Deutschen Nationalbibliothek:

Die Deutsche Nationalbibliothek verzeichnet diese Publikation in der Deutschen Nationalbibliografie; detaillierte bibliografische Daten sind im Internet über http://dnb.d-nb.de abrufbar.

ISBN: 9783346636447
Dieses Buch ist auch als E-Book erhältlich.

Druck und Bindung: Books on Demand GmbH, Norderstedt Germany
Gedruckt auf säurefreiem Papier aus verantwortungsvollen Quellen

Das vorliegende Werk wurde sorgfältig erarbeitet. Dennoch übernehmen Autoren und Verlag für die Richtigkeit von Angaben, Hinweisen, Links und Ratschlägen sowie eventuelle Druckfehler keine Haftung.

Das Buch bei GRIN: https://www.grin.com/document/1192838

Hochschule Fresenius

Fachbereich onlineplus

Studiengang: M.A. Management im Gesundheitswesen

Hausarbeit

Qualitätsmanagement in deutschen Kliniken:
Die Corona Pandemie

Cäcilia Mickel

Modul: Qualitätsmanagement im Gesundheitswesen

Abgabedatum: 06.08.2021

Inhaltsverzeichnis

1 Einleitung

Von Krankenhäusern wird eine medizinische Versorgung auf höchstem Qualitätsniveau und auf dem aktuellsten Stand der Wissenschaft erwartet, selbst in der Corona Pandemie. Die Instrumente zur Qualitätssicherung und das Qualitätsmanagement (QM) entwickeln sich stetig weiter. Seit über 40 Jahren engagieren sich die Krankenhäuser in der externen Qualitätssicherung. Bei der Bewertung von Krankenhäusern rücken Faktoren wie die Kundenzufriedenheit und die Mitarbeiterzufriedenheit ins Zentrum. Instrumente zur Qualitätsverbesserung in Krankenhäusern sollten interne Prozesse beleuchten, bewerten und verändern (Jonas-Klemm & Niethammer, 2005). Die Qualitätsmessung und -darstellung in deutschen Kliniken ist international einzigartig. Einen gesetzlichen Stellenwert hat die Qualität der Versorgung durch das Krankenhausstrukturgesetz (KHSG) erhalten. In den Grundzügen wurde die Qualitätssicherung in Deutschland beispielsweise durch die qualitätsorientierte Krankenhausplanung oder durch MDK(Medizinischer Dienst der Krankenversicherung)-Qualitätskontrollen stark verändert (Deutsche Krankenhausgesellschaft, 2019). Die Herausforderungen für die Sicherheit der Erkrankten und Mitarbeitenden als auch die höheren Belastungen können sich auf die Qualität auswirken (Deutscher Berufsverband für Pflegeberufe e.V., 2021).

Um dieses Ziel zu erreichen, sollen die folgenden Forschungsfragen beantwortet werden: Wie lässt sich durch die Corona Pandemie die Qualität in deutschen Kliniken sichern und wie wirken sich steigende Infektionszahlen als auch der erhöhte Druck auf das Krankenhauspersonal aus. Um die Forschungsfragen zu beantworten, wurde eine literaturbasierte Untersuchung als auch eine Umfrage erstellt und Experteninterviews durchgeführt.

In Kapitel 2 werden zunächst die Begriffe der Qualität und des Qualitätsmanagements erläutert und die QM-Modelle vorgestellt. Zudem werden Instrumente zu Qualitätssicherung und die gesetzlichen Anforderungen erläutert. In Kapitel 3 wird der Bezug zur Corona-Pandemie hergestellt, indem die Qualitätssicherung während dieser Zeit und die Auswirkungen auf das Krankenhauspersonal betrachtet werden. In Kapitel 4 wird anschließend die empirische Untersuchung beschrieben. Abschließend wird in Kapitel 5 ein Fazit gezogen.

2 Qualitätsmanagement im Krankenhaussektor

2.1 Begriffserklärung Qualität und Qualitätsmanagement

Die Definition von ‚Qualitätsmanagement' lautet „aufeinander abgestimmte Tätigkeiten zum Leiten und Lenken einer Organisation bezüglich Qualität". Hier steht das Festlegen von Qualitätszielen und der Qualitätsplanung, -politik, -lenkung, -sicherung und -verbesserung im Fokus (Bäßler, 2017).

Das Qualitätsmanagement ist ein methodischer Ansatz. Die Qualitätsziele sollen definiert und systematisch abgestimmt werden. Die Maßnahmen sollen bei einem funktionierenden Qualitätsmanagement die Wettbewerbsfähigkeit, die Patientenzufriedenheit und die Effektivität und Effizient verbessern (Mayr-Erlinger, 2016). Die qualitativ hochwertige Gesundheitsversorgung ist für die Patienten sicher, zielgerecht, effizient und effektiv. Die Gesundheitsversorgung in Deutschland muss evidenzbasiert sein. Krankenhäuser haben auf Grundlage der aktiven Sicherheits- und Fehlerkultur das Risikomanagement etabliert. Die Patientensicherheit ist ein Kernelement des Qualitätsmanagements und der Qualitätssicherung. Der Einsatz von Checklisten, Schulungen und Simulationstrainings für Notfallmaßnahmen oder die Nutzung von Critical-Incident-Reporting-Systemen (CIRS) zur Berichterstattung und Meldung von kritischen Ereignissen sind für die Qualitätssicherung notwendig. Im Qualitätsmanagement bedarf es eines nachvollziehbaren, transparenten Prozesses zur Sicherung und Fähigkeiten und intrinsischer Motivation der Leistungserbringer, beispielsweise der Ärzteschaft (Deutsche Krankenhausgesellschaft, 2019).

Im Zentrum der Qualitätssicherung steht die kontinuierliche Verbesserung des Systems (Deutsche Krankenhausgesellschaft, 2019). Durch jährliche Berichte der Qualität werden im Krankenhaus neben der Struktur und Leistungsdaten auch Maßnahmen zum Qualitätsmanagement und zur Qualitätssicherung aufgezeigt. Den Landesverbänden der Krankenkasse, Ersatzkassen und dem Verband der privaten Krankenversicherung wird der Qualitätsbericht übermittelt (Bäßler, 2017).

2.2 Qualitätsmanagement, Modelle und Software im Krankenhaussektor

Qualitätsmanagementbeauftragte, eine Qualitätslenkungsgruppe und Qualitätskonferenzen und -zirkel gehören zu den bedeutsamsten Strukturen des Qualitätsmanagements im Krankenhaussektor (Mayr-Erlinger, 2016).

Das Vertrauen der Bevölkerung in das Gesundheitssystem wächst mit Qualitätskontrollen und verlässlichen Informationen. Zuständig für die Qualitätskontrollen ist der Medizinische Dienst der Krankenversicherung (MDK). Durch den Gesetzgeber wurde der MDK für die Durchführung der Kontrollen und der Abrechnungsprüfungen im Auftrag der Krankenkassen berufen. Krankenhausqualitätsmanagementsysteme haben sich vor der gesetzlichen Verpflichtung entwickelt und sind etabliert. Ein Krankenhaus kann auch nach außen die Qualität durch Zertifizierungen der Qualitätsmanagementsysteme (QMS), deren Einführung und Weiterentwicklung nachweisen. Krankenhäuser haben aufgrund ihres unterschiedlichen Versorgungsauftrages, ihrer unterschiedlichen Größe und individueller Strukturen unterschiedliche QMS (Deutsche Krankenhausgesellschaft, 2019).

Die Qualität in der medizinischen Versorgung kann in Struktur-, Prozess-, Indikations-, Sozial- und Ergebnisqualität eingeteilt werden, die bei der Sicherung der Qualität berücksichtigt werden müssen. Jede der Dimensionen hat Vor- und Nachteile. Für die Betrachtung aus der Patientensicht ist die Ergebnisqualität zwar am bedeutsamsten, die Ermittlung ist aber schwierig, da das Patientenspektrum und das Risikoprofil berücksichtigt werden müssen. Prozess- und Strukturqualität sind für die Qualitätswahrnehmung der Patienten relevant (Deutsche Krankenhausgesellschaft, 2019).

Qualität im Medizinbetrieb wird durch Qualitätsvoraussetzungen und Qualitätsresultate umfassend charakterisiert.

Qualitäts-voraus-setzungen	Strukturqualität	Personal	Personalqualifikation / Lernkurvenstatus	Arbeitsbedingungen
		Sachmittel	Medizinprodukte IT-System; OP-Planungssystem	POCT-Laborinfrastruktur Hybrid-OP
	Prozessqualität	Standardisierte Prozesse	Schnittstellen (Handover-Situationen) Arzneimittelsicherheit	Schmerz-Management Kontinuierliche Verbesserungsmaßnahmen
		Patientenempfinden	Schmerzen	Angst
		Evidenzbasierte Medizin	Leitlinien Behandlungspfade	Good Medical Practice
	Sozialqualität	Direkte Indikatoren	Beschwerde-Reaktion Kommunikation und Information	Hilfsbereitschaft Zuwendung Freundlichkeit
		Indirekte Indikatoren	Ambiente / Ausstattung Verhalten der Mitarbeiter untereinander	Speisenqualität
	Indikations-qualität	Medizinische Indikatoren	Scores zur Diagnose-absicherung	Zweitmeinungs-Differenzen
Qualitäts-resultate		Ökonomische Indikatoren	Folgekosten von Fehl-einweisungen	Kosten unangemessener Maßnahmen
	Ergebnisqualität	Medizinische Ergebnisindikatoren	Komplikationsraten Mortalitätsraten	Infektionen Wiederaufnahmen
		Kundenzufriedenheit	Patienten Outcome Kostenträgerzufriedenheit	Einweiserzufriedenheit

Die ganzheitliche Qualitätssicht auf medizinische Leistungsprozesse.

Abbildung 1: Qualitätsdimensionen und Indikatoren (Von Eiff, 2016)

In Abbildung 1 sind die Qualitätsvoraussetzungen wie Struktur-, Prozess-, Indikations- und Sozialqualität abgebildet. Die Qualitätsresultate werden durch die Indikations- und Ergebnisqualität erzielt. In der Strukturqualität stehen Personal und Sachmittel und in der Prozessqualität standardisierte Prozesse und Patientenempfinden im Fokus. Die Sozialqualität befasst sich mit direkten und indirekten Indikatoren, wie Beschwerde-Reaktionen oder dem Verhalten der Mitarbeitenden. Zur Indikationsqualität sind medizinische und ökonomische Indikatoren, beispielsweise Folgekosten von Fehlbehandlungen oder Zweitmeinungsdifferenzen, angegeben. Die Patientenzufriedenheit sowie die medizinischen Ergebnisindikatoren, unter anderem Wiederaufnahmen oder Infektionen, gehören zur Ergebnisqualität.

Die Strukturqualität besagt die Auswirkungen und die Rahmenbedingungen der Leistungserbringung, beispielsweise der Aufbauorganisation des Krankenhauses oder das vorhandene Personal und dessen Qualifikation. Auf die Qualität des Behandlungsprozesses bezieht sich die Prozessqualität. Der Umfang und der Ablauf der Behandlung entsprechen den anerkannten Regeln der Wissenschaft. Die Behandlungsqualität mit Hinblick auf den Gesundheits- und Zufriedenheitszustand des Patienten entspricht die Ergebnisqualität (Greulich, Korthus, Maier & Thiele, 2017).

Der finanzielle Aufwand für die Qualitätssicherung ist nicht erfasst und führt zu Allokationsentscheidungen der sächlichen, finanziellen und personellen Ressourcen, was zu einer ungewollten Rationierung führen kann. In den Verfahren des IQTIG (Institut für Qualitätssicherung und Transparenz im Gesundheitswesen) werden rund 2,5 Millionen Datensätze in der externen Qualitätssicherung erhoben und in den Berichten des IQTIG veröffentlicht (Deutsche Krankenhausgesellschaft, 2019).

QMS sind in Krankenhäusern Grundlage für ein gutes QM. Hierzu gehört die DIN EN ISO, das als geeignetes Grundlagenmodell betrachtet wird. Die Wertschöpfungskette und der Patient werden gleichermaßen berücksichtigt. Die Normreihe basiert auf acht Grundsätzen, beispielsweise Führung, Kundenorientierung und systemorientierter Managementansatz. Diese sollen Orientierung bieten. Mit dem Modell der ISO 9001:2008 wird die Patientenzufriedenheit mit Prozessorientierung durch den Plan-DO-Check-Act-Zyklus (PDCA-Zyklus) verbunden. Ziel ist eine kontinuierliche Verbesserung des QM (Mayr-Erlinger, 2016).

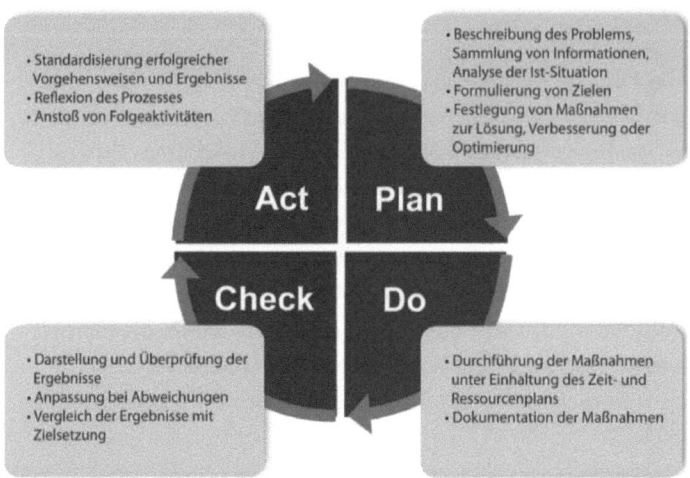

Abbildung 2: PDCA-Zyklus (Kudernatsch, 2020)

In Abbildung 2 ist der PDCA-Zyklus dargestellt. Bei PLAN ist eine Beschreibung des Problems und das Formulieren von Zielen festgelegt. Die Durchführung der Maßnahmen und deren Dokumentation ist bei DO angelegt. Bei CHECK werden die Ergebnisse überprüft und bei ACT durch die Reflexion der Prozesse überarbeitet. Diesen Vorgang benötigt die Qualitätssicherung, um das Umgesetzte wieder zu überprüfen und zu verbessern.

Nach der KTQ (Kooperation für Transparenz und Qualität im Gesundheitswesen) waren im Juli 2013 530 Krankenhäuser und 108 Rehabilitationseinrichtungen zertifiziert. Das KTQ Modell besteht aus sechs Kategorien und ist in 25 Subkategorien untergliedert. Eine spezifische Auslegung auf den Krankenhausbetrieb sowie eine Patientenorientierung sind Vorteile von dem System. Ein Nachteil ist, dass Kooperationspartner nicht eingebunden und die internationale Anerkennung sowie die Ergebnisqualität nicht ausreichend berücksichtigt werden (Mayr-Erlinger, 2016).

Die European Foundation für Quality Management (EFQM) ist eine Systematik zur Selbstbewertung. Das System besteht aus neun Hauptkriterien und 32 Teilkriterien, die im Sinne des PDCA-Zyklus zu einer Verbesserung der qualitätsmaßnahmen führen sollen. Beim EFQM-System liegt der Fokus auf den Prozessen, den Schlüsselergebnissen und den kundenbezogenen Ergebnissen (Mayr-Erlinger, 2016).

Die Software für das QM kann sich jedes Krankenhaus frei wählen (Mayr-Erlinger, 2016). Die zunehmenden und komplexen Datenschutzverfahren mit Software- und Hardwarekosten bilden bereits einen großen Anteil der finanziellen und personellen Kosten (Deutsche Krankenhausgesellschaft, 2019).

5

Durch externe Qualitätsmanagementexperten wurde mit der Durchführung von Krankenhausvisitationen begonnen und ist bereits etabliert. Bei externen Qualitätsmanagementexperten sind intensivere Einsichten in den Stand des Qualitätsmanagements gegeben. Das Expertenwissen und die Kontrollen sind geeignete Möglichkeiten zur Verbesserung der Qualität (Pietsch-Breitfeld, Heizmann & Selbmann, 2002).

2.3 Qualitätssicherung und gesetzliche Anforderungen im Krankenhaus

Die Richtlinie gemäß § 137 Absatz 3 Fünftes Sozialgesetzbuch (SGB V) hat der G-BA erhalten, die Kontrollen des medizinischen Dienstes nach § 275 SGB V zu regeln. Damit hat der G-BA die Gestaltungshoheit. Die Verbindlichkeit für die Qualitätssicherung gilt für zugelassene Krankenhäuser nach § 108 SGB V. Die externe stationäre Qualitätssicherung soll die Qualität der Krankenhäuser sicherstellen (Gemeinsamer Bundesausschuss, 2017). Dabei sind alle Leistungserbringende verpflichtet, die Qualität zu gewährleisten und weiter zu entwickeln. Die Vorgaben, Regelungen und den Umfang des QM entscheidet der G-BA und ist für die Leistungserbringenden verbindlich. Beschlüsse für zugelassene Krankenhäuser sind beispielsweise Fortbildungspflichten, Mindestmengen für planbare Leistungen oder die Inhalte der jährlich zu erstellenden Qualitätsberichte. Der G-BA wird durch den IQTIG fachlich bei der Qualitätssicherung unterstützt (Bundesministerium für Gesundheit, 2021).

3 Die Corona-Pandemie und die Qualitätssicherung im Krankenhaussektor

3.1 Qualitätssicherung im Krankenhaus

Der G-BA als Richtliniengeber hat auf die Umstellungen in Zeiten der Corona-Pandemie frühzeitig reagiert. Ziel ist die Entlastung der Krankenhäuser, beispielsweise von administrativen Aufgaben. Die gesetzlichen Verpflichtungen in der Qualitätssicherung nach dem SGB V sollen dadurch minimiert werden (Brenn, 2021). Zur Aussetzung der qualitätssichernden Anforderungen zur Bewältigung der Pandemie hat der G-BA festgelegt, dass die Vollständigkeit der zu dokumentierenden Daten nicht möglich sein wird, da Qualitätsanforderungen erfüllt werden müssen und mit krankheitsbedingten Personalausfällen gerechnet werden muss. Für das Berichtsjahr 2019 dürfen Krankenhäuser den Qualitätsbericht nachliefern, wenn zuvor ein formloser Antrag beim G-BA gestellt wurde.

Bei der Corona-Pandemie handelt es sich nicht um einen Ausnahmetatbestand. Vielmehr ist die Pandemie als ein weiterer Umstand zu betrachten (Deutsche Krankenhausgesellschaft, 2020). Personalausfälle oder Erhöhungen der Patientenzahlen können die Dokumentationsrate beeinflussen. Die MDK-Qualitätskontroll-Richtlinie hat eine Sonderregelung aufgrund der Corona-Pandemie eingeführt. Bis zum 31.10.2020 sollen Qualitätskontrollen nicht durchgeführt werden (Gemeinsamer Bundesausschuss, 2020).

Aufgrund der Corona-Pandemie sind das Qualitäts- und das Risikomanagement beispielsweise an Aufgaben wie der Erstellung eines Corona-Auditplans, der Bereitstellung von Corona-Dokumentationen oder der Erstellung von Algorithmen und Diagrammen beteiligt. Die regulären Aufgaben im QM wurden heruntergefahren und die etablierten Fehlermeldesysteme wurden weniger aufgrund der starken Forderung der Krankenhäuser genutzt (Badekow, Eschenkötter & Färber, 2020). Der Notfallplan der Bundesregierung und Jens Spahn haben am 13.03.2020 an allen Krankenhäusern in einem Brief appelliert, zusätzliches Personal zu rekrutieren und planbare Operationen zu verschieben, um freie Kapazitäten zu erhalten. In den Intensivstationen sollten vorwiegend mit dem Corona-Virus infizierte Personen behandelt werden. Das Krankenhausentlastungsgesetz trat am 28.03.2020 durch Bundesrat und Bundestag in Kraft und soll den wirtschaftlichen Folgen für niedergelassene Ärztinnen, Ärzte und Krankenhäuser finanziell entgegenwirken. In Großkliniken und Maximalversorgern sank die Auslastung und diese stabilisiert sich nur langsam. Mit weiteren Einnahmeausfällen aufgrund der Pandemie wird im ambulanten Bereich gerechnet. Finanzielle Probleme vergrößern sich und führen zu langfristigen Defiziten (Polavis GmbH, 2020). Für den Krankenhausbereich haben in der Corona-Pandemie zentrale Vorschriften aufgrund des Krankenhausentlastungsgesetzes entwickelt, beispielsweise die Beschaffung von Beatmungskapazitäten oder eine finanzielle Pauschale für den erhöhten Bedarf an Schutzkleidung (Preusker, 2021).

3.2 Krankenhauspersonal und Qualitätssicherung

In einer Umfrage des IMVR-Instituts für Medizinsoziologie, Versorgungsforschung und Rehabilitationswissenschaft der humanwissenschaftlichen Fakultät und der Medizinischen Fakultät der Universität zu Köln wurde die tägliche Sorge von Leistungskräften mit der Corona-Pandemie analysiert.

Die Beschaffung von Schutzausrüstung empfanden mehr als 60 Prozent der Leistungspersonen als herausfordernd. Der Grund sind unklare Regelungen zu den bestehenden Lieferketten und keine Informationen. Von den befragten Leistungskräften hatten 99 Prozent Sorge vor einer Corona-Infektion bei Pflegebedürftigen und Mitarbeitenden sowie Unsicherheiten bezüglich der ergreifenden Maßnahmen beim Vorkommen einer Infektion. Laut den Befragten gab es Widersprüche und Intransparenz der Richtlinien, was zu einer höheren Belastung beitragen würde. Die Befragten empfanden die Informationen als umfassend und unklar und gaben an, dass Fehlinformationen vermittelt werden können. Der Medienkonsum von Mitarbeitenden führte zu falschen Vermittlungen. Die Leitungskräfte begegneten diesen mit den aufgearbeiteten Informationen, was als zusätzliche Belastung angesehen wurde. Der allgemeine Gesundheitszustand der Befragten Personen hat sich aufgrund der Pandemie verschlechtert. Ein zusätzlicher Anstieg der Herausforderungen durch die pandemiebedingten Belastungen war zu vermerken. Vor dem Ausbruch der Corona-Pandemie befanden sich Pflegeeinrichtungen und Krankenhäuser in einem Belastungszustand, der durch die Corona- Pandemie deutlich angestiegen ist (Hower, Pförtner & Pfaff, 2020). Im Krankenhaussektor sind festgelegte Personalausstattungen abgebildet, die jetzigen Personaluntergrenzen aufgrund der Corona-Pandemie können nur vorübergehend stattfinden. Flexibilität ist bei der Umsetzung von Personalvorgaben unabdingbar, da individuelle Krankenhaus- und medizinische Konzepte, die Minderbesetzung und die resultierende medizinische Versorgung durch ein hohes Maß an nicht planbaren, unerwarteten Eingriffen auch große Flexibilität beim Personaleinsatz erfordern (Deutsche Krankenhausgesellschaft, 2019). Dienstbesprechungen stellten eine Herausforderung für knapp 94 Prozent der befragten Leistungspersonen dar. Die interne Kommunikation war stark eingeschränkt und führte zur Verkomplizierung von Arbeitsabläufen, zu Ineffizienz und zu einer psychischen Belastung für die Mitarbeitenden. Ihre physischen und psychischen Überlastungen beschrieben 87 Prozent der Leistungspersonen als herausfordernd und 45 Prozent als stark. Seit Ausbruch der Corona-Pandemie haben die Überlastungen ca. 65 Prozent an Intensität gewonnen. Dazu zählten beispielsweise die Kinderbetreuung, Homeoffice der Partner und Probleme in der Familie. Mit ca. 80 Prozent stellte eine hohe Arbeitsintensität und -verdichtung eine Beeinflussung dar, die sich mit ca. 45 Prozent durch die Corona-Pandemie verstärkt hat (Hower, Pförtner & Pfaff, 2020). Aufgrund der Corona-Pandemie wird sich die Sorge um die Arbeitsplatzsicherheit im Gesundheitswesen entschärfen.

Durch die Alterung der Gesellschaft und den hohen Bedarf an Personal im Krankenhausbereich wird langfristig der Nachwuchs an geeigneten Fachkräften feh-
len. In der Corona-Pandemie könnte die Attraktivität von Gesundheitsberufen er-
höht werden, um für die Zukunft Fachkräfte zu gewinnen. Der Einsatz moderner
Technologie könnte zur Entlastung des Personals beitragen. Zudem fördert die
Technologie neue Berufsbilder im Gesundheitswesen (Augurzky & Schmidt,
2020).

4 Empirische Untersuchung

4.1 Methode der Untersuchung

Die Untersuchung wurde mit Expertinnen und Experten im Bereich des Qualitätsmanagements in Krankenhäusern durchgeführt. Auf Grundlage der Literatur
und der Umfrage des IMVR-Instituts für Medizinsoziologie, Versorgungsforschung und Rehabilitationswissenschaft der humanwissenschaftlichen Fakultät
und der Medizinischen Fakultät der Universität zu Köln wurden eigene Fragen
erstellt. Beantwortet haben die insgesamt vier teilnehmenden Expertinnen und
Experten die Fragen per E-Mail. Zugleich übermittelten sie die erstellte Umfrage
für das Krankenhauspersonal in den Kliniken. An der Umfrage nahmen 21 Personen teil, die eine medizinische Ausbildung beispielsweise als Gesundheits-
und Krankenpflegende absolviert haben. Auch für die Umfrage wurden eigene
Fragen auf Grundlage der Literatur und des IMVR angefertigt und über die On-
line-Umfragewebsite Survey Monkey erstellt. Die Fragen der Umfrage und der
Experteninterviews sind in Punkt 4.2 aufbereitet und nach der qualitativen Inhaltsanalyse nach Mayring in induktive Kategorien zugeordnet und ausgewertet
(Mayring, 2015)

4.2 Analyse und Ergebnisse

Die einzuteilenden Kategorien für das Krankenhauspersonal und die Qualitätsmanagementbeauftragten sind der Gesundheitszustand, die Hygienemaßnahmen, Mitarbeitende und Fachkräfte, Medieninformationen und die Beeinträchtigung des Qualitätsmanagements.

Im Folgenden werden die Antworten des Krankenhauspersonals auf jede Frage
dargestellt.

Sind Sie durch die Corona-Pandemie stärker in Ihrer täglichen Arbeit
gefordert?

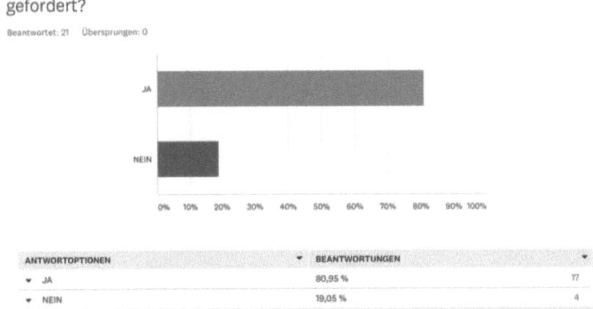

Abbildung 3: Arbeit mit der Corona-Pandemie, eigene Darstellung

In Abbildung 3 ist zu sehen, dass 17 von 21 befragten Personen durch die
Corona-Pandemie stärker gefordert werden. Das entspricht ca. 80,95 Prozent
der Befragten. Nicht stärker gefordert waren in dieser Umfrage 4 von 21 Personen, was ca. 19,05 Prozent entspricht.

Empfinden Sie die notwendigen Hygienemaßnahmen aufgrund der Corona-
Pandemie optimal?

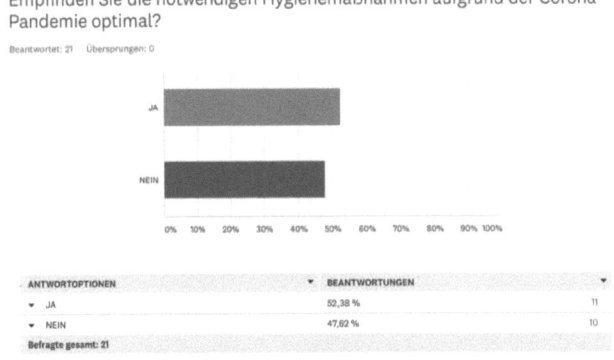

Abbildung 4: Hygienemaßnahmen, eigene Darstellung

Aus Abbildung 4 geht hervor, dass 11 Personen (ca. 52,38 Prozent) der Befragten die Hygienemaßnahmen als optimal empfinden. Nicht optimal empfanden die
Hygienemaßnahmen 10 von 21 Personen, was ca. 47,62 Prozent entspricht

Sind ausreichend Fachkräfte vorhanden?

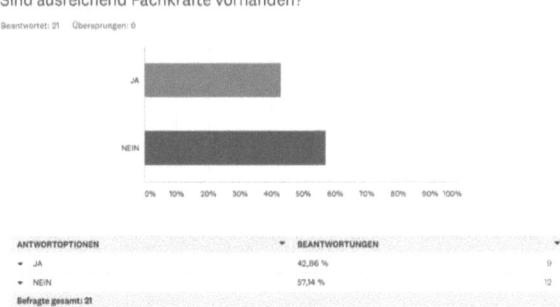

Abbildung 5: Fachkräfte, eigene Darstellung

Die Frage, ob ausreichend Fachkräfte zur Bewältigung der Pandemie zur Verfügung stehen, bejahten 9 von 21 Personen (42,86 Prozent). Entsprechend verneinten dies 12 von 21 Personen (57,14 Prozent).

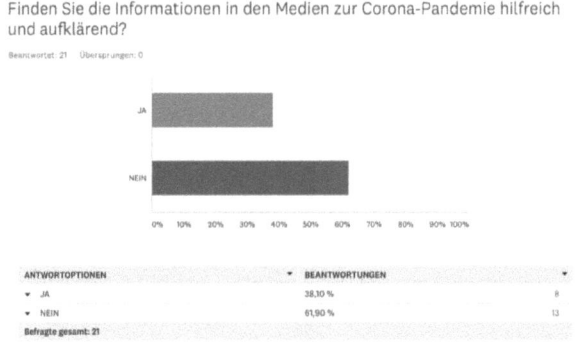

Abbildung 6: Medieninformationen, eigene Darstellung

Die Frage, ob die Medien-Informationen hilfreich und aufklärend für das medizinische Personal sind, bejahten 8 (38,10 Prozent) und verneinten 13 von 21 Personen (61,90 Prozent).

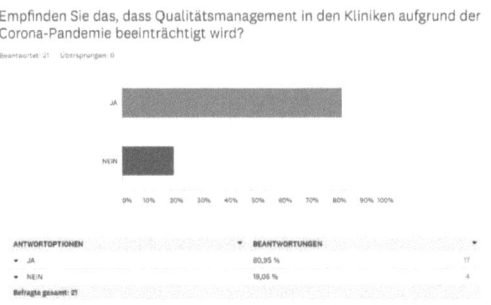

Abbildung 7: QM und dessen Beeinträchtigung, eigene Darstellung

Die Frage, ob das QM aufgrund der Corona-Pandemie beeinträchtigt wird, beantworteten 17 Personen mit ‚Ja' (80,95 Prozent) und 4 Personen mit ‚Nein' (19,05 Prozent).

Zur Frage, ob sich der Gesundheitszustand des Krankenhauspersonals aufgrund der Corona-Pandemie verschlechtert hat, gaben 2 von 21 befragten Personen an, selbst am Corona-Virus erkrankt gewesen zu sein. Die Folge sei eine geringe Belastbarkeit. Dass sich ihr Gesundheitszustand aufgrund der Pandemie nicht verschlechtert hat, antworteten 19 Personen.

Die erste Frage wurde der Kategorie ‚Gesundheitszustand' zugeordnet und lautet: ‚Hat sich Ihr Gesundheitszustand aufgrund der Pandemie verschlechtert und wenn ja, wodurch?' ID1 und ID4 sagten, dass sich ihr Gesundheitszustand nur leicht verschlechtert hätte. ID2 und ID3 antworteten, dass sich ihr Gesundheitszustand nicht verändert hätte. Die Frage, ob eine mögliche Infektion bei Mitarbeitenden und Patienten Sorgen bereitet und die Hygienemaßnahmen optimal sind, gehört zur Kategorie ‚Hygienemaßnahmen'. ID1, ID2 und ID4 antworteten, dass die Hygienemaßnahmen angemessen, notwendig und gerechtfertigt seien. ID3 bezeichnete die Hygienemaßnahmen, das Personal und die Materialien als sehr gut. ID4 äußerte, dass ausreichend Material vorhanden sei. ID1, ID2, ID3 und ID4 sagten, dass ihnen die mögliche Infektion der Patienten und Mitarbeitenden Sorgen bereitet. Die dritte Frage des Interviews bezieht sich auf die Herausforderungen in der täglichen Arbeit des Qualitätsmanagements aufgrund der Corona-Pandemie und wurde der Kategorie ‚Mitarbeitende und Fachkräfte' zugordnet. ID2 sagte, dass die Anpassung von Prozessen und und der Versuch, ausreichend Personal auf den Corona-Stationen zur Verfügung zu stellen . ID1 und ID3 äußerten, dass Audit-Vorbereitungen und Präsensveranstaltungen abgesagt werden mussten. ID3 meinte, dass kein Besuch von Angehörigen möglich war, und ID4 sprach von einem allgemeinen Personalmangel und einer schwierigen Kommunikation. In der dritten Frage wurde auch die Sicherung des Qualitätsmanagements angesprochen. ID1 antwortete, dass eine höhere Compliance und ein höheres Bewusstsein der Mitarbeitenden zuträglich für die Patientensicherheit wären. ID2 sprach, die medizinische und pflegerische Versorgung zu sichern und damit auch das QM. ID4 sagte zur Sicherung des Qualitätsmanagements, dass der allgemeine Personalmangel behoben werden sollte. Die vierte Frage gehört zur Kategorie ‚Beeinträchtigungen des Qualitätsmanagements'. Zu der Frage, ob das Qualitätsmanagement aufgrund der Corona-Pandemie beeinträchtigt wird, antworteten ID1, ID2 und ID4, dass die Umsetzung von Audit- bzw. pflegerischen Projekten schwierig war. ID 3 und ID4 meinten, dass Personal durch die Corona-Pandemie anderweitig eingesetzt werden musste bzw. durch den Personalmangel eingeschränkt sei.

Die fünfte Frage, ob die Mitarbeitenden aufgrund der Corona-Pandemie falschen Medien begegnen und vertrauen, und welche Maßnahmen dagegen getroffen werden, wurde der Kategorie ‚Medieninformationen' zugeordnet. ID2, ID3 und ID4 antworteten, dass die Mitarbeitenden fehlerhafte Medien selektieren könnten und regelmäßige Informationen durch die leitenden Personen erfolgten. ID1 antwortete, dass das Vertrauen in falsche Medien der Mitarbeitenden nicht einschätzbar ist. Wie sich die steigenden Infektionszahlen auf das Krankenhauspersonal auswirken und wo weitere Probleme im Qualitätsmanagement aufgrund der Corona-Pandemie auftreten, wurde in der letzten Frage erfragt, die der Kategorie ‚Weitere Probleme' zugeordnet wurde. ID3 sagte, dass sie keine weiteren Probleme sehe. Die Regelungen und Testungen sollten weiter fortgeführt werden. ID1 und ID 4 sehen die längere Dauer der Prozessoptimierung als eine weitere Aufgabe. ID2 sagte, die andere Herangehensweise durch die Corona-Pandemie als eine Erschwernis. ID1 äußerte, dass aktuell ein Ungleichgewicht zwischen den geimpften und nicht geimpften Mitarbeitenden herrsche, da teilweise Dienstausfälle kompensiert werden müssen. Mit den steigenden Zahlen könne gut umgegangen werden. ID2 antwortete, dass durch den Krisenstab und hohe Präsenz der Geschäftsführung stattgefunden hat. Qualität oder Zertifizierungen haben nach ID2 weiterhin stattgefunden.

Berufstitel	Geschlecht	Alter in Jahren	Arbeitserfahrung in Jahren	ID
Qualitätsmanagementbe-auftragter	Männlich	42	20	ID1
Assistentin der Pflegedi-rektion/ Qualitätsmanage-mentbeauftragte	Weiblich	35	15	ID2
QM-Leiterin	Weiblich	Keine Angabe	Keine Angabe	ID3
Qualitätsmanagementbe-auftragter	Männlich	37	16	ID4

Tabelle 1: Experteninterviews, eigene Darstellung

4.3 Diskussion

Der Vergleich der untersuchten Studien ergibt in der Kategorie ‚Hygienemaßnahmen', dass die befragten Leitungspersonen der Studie des IMVR-Instituts die Beschaffung von Schutzausrüstungen mit mehr als 60 Prozent als herausfordernd betrachten. In den durchgeführten Experteninterviews konnte festgestellt werden, dass ID3 die Materialien als ‚sehr gut' und ID4 als ‚ausreichend' betrachtet. Das Krankenhauspersonal hat in der Umfrage die Hygienemaßnahmen zu 52,38 Prozent als optimal und 47,62 Prozent als nicht optimal angesehen. Die schwierige Beschaffung der Schutzausrüstungen und die nicht optimal angesehenen Hygienebedingungen des Krankenhauspersonals aufgrund der Corona-Pandemie können als Wechselwirkung zueinander betrachtet werden. Bezug können auch die Aussagen von ID3 und ID4 mit der Umfrage des Krankenhauspersonals hinsichtlich der Hygienemaßnahmen gebracht werden. Unterschiedliche Klinikkonzepte, Größe und Spezialisierungsgebiete können die verschiedenen Ergebnisse erklären. Die befragten Leistungskräfte vom IMVR-Institut und die Experten ID1, ID2, ID3 und ID4 waren sich einig, dass Sorge vor einer Infektion bei Pflegebedürftigen und Mitarbeitenden besteht. Eine Unstimmigkeit bestand in der Kategorie ‚Gesundheitszustand der Leitungskräfte'. Die Umfrage des IMVR-Instituts ergab, dass sich der Gesundheitszustand der Befragten aufgrund der Pandemie verschlechtert hat und es deutliche Belastungen gibt. Aus den Experteninterviews ergab sich, dass ID1 und ID4 eine leichte Verschlechterung und ID2 und ID3 keine Veränderungen im Gesundheitszustand bemerkten. Eine stärkere Forderung mit 80,95 Prozent und eine nicht stärkere Forderung mit 19,05 Prozent ergab die Umfrage für das Krankenhauspersonal. Der Gesundheitszustand hat sich bei zwei von 21 befragten Personen aufgrund der Corona-Pandemie verschlechtert. Nach dem Vergleich ist festzustellen, dass eine deutliche Forderung aufgrund der Pandemie besteht, sich der Gesundheitszustand jedoch bei einem großen Teil der Befragten nicht verschlechtert hat. Ein Grund kann die kleine Stichprobe beider Untersuchungen sein. Laut der Umfrage des IMVR-Instituts stellen Dienstbesprechungen und die komplizierten Prozesse von Arbeitsabläufen mit 94 Prozent eine Herausforderung dar. In den Experteninterviews äußerten ID1 und ID3, dass Auditvorbereitungen und Präsensveranstaltungen abgesagt werden mussten. ID4 betonte die schwierige Kommunikation. Ein Ungleichgewicht herrscht laut ID1 zwischen den Geimpften und den nicht Geimpften, mit teilweise Dienstausfällen.

Die Aussagen der Expertinnen und Experten und des IMVR-Instituts stimmen in der Kategorie ‚Mitarbeitende und Fachkräfte' überein. Bezüglich der Kategorie ‚Beeinträchtigungen des Qualitätsmanagements' ergab sich Folgendes: Von den Krankenhausmitarbeitenden empfanden 42,86 Prozent, dass ausreichend Fachkräfte zur Verfügung stehen, und 57,14 Prozent gaben an, dass nicht genügend Fachkräfte vorhanden sind. Dass der allgemeine Personalmangel behoben werden soll, antwortete ID4. ID3 und ID4 mussten Personal durch die Corona-Pandemie anderweitig einsetzen. Infolge dessen konnten QM-Prozesse nur bedingt stattfinden. Eine Unstimmigkeit diesbezüglich ergab sich beim Krankenhauspersonal. Das kann auf die unterschiedlichen Arbeitsabteilungen, Abläufe und Kliniken zurückgeführt werden. Die Expertinnen und Experten tendierten dazu, dass nicht genügend Fachkräfte vorhanden sind, was vom Krankenhauspersonal unter 21 befragten Personen nicht eindeutig festzustellen war. Bezüglich der Kategorie ‚Medien-Informationen' gab es folgendes Ergebnis: Unter den Befragten des Krankenhauspersonals empfanden 38,10 Prozent die Medien als hilfreich und aufklärend und 61,90 Prozent als nicht aufklärend für medizinisches Personal. Die Aussagen der Expertinnen und Experten, die einschätzten, dass die Mitarbeitenden fehlerhafte Medien selektieren können, decken sich teilweise mit den Aussagen des Krankenhauspersonals. Aufklärungen unter den leitenden Personen oder Newsletter können nur bedingt dazu beitragen, dass Mitarbeitende falsche Medien erkennen. Das könnte die 38,10 Prozent unter dem medizinischen Personal und die Aussage von ID1 erläutern. Bezüglich der Kategorie ‚Beeinträchtigungen des Qualitätsmanagements aufgrund der Corona-Pandemie' ergab sich Folgendes: 80,95 Prozent des Krankenhauspersonals empfanden, dass das Qualitätsmanagement beeinträchtigt ist, und 19,05 Prozent sahen es als nicht erschwert an. Das entspricht der Aussage von ID1 und ID4, die eine längere Dauer der Prozessoptimierung wahrnahmen. ID2 erschwerte die andere Herangehensweise durch die Pandemie. Die Aussage von ID3 entspricht der Meinung der 19,05 Prozent des Krankenhauspersonals, die keine Beeinträchtigungen bemerkten. Die Umfrage und die Experteninterviews stimmen überein. Unterschiede in der Struktur der Kliniken, des Personals, der Qualitätsmanagementbeauftragten und den leitenden Positionen können zu unterschiedlichen Ergebnissen führen.

Es ist festzustellen, dass die Ergebnisse des IMVR-Instituts mit der größeren Anzahl der Teilnehmenden von denen aus der eigenen Umfrage und Experteninterviews abweichen. Eine mögliche Erklärung ist die kleinere Stichprobe der eigenen Studien. Die Ergebnisse könnten auch vom Zeitraum der Umfragen beein-
flusst worden sein. Im Lockdown sind die Infektionszahlen höher als beispielsweise während der Lockerung der Hygienemaßnahmen, was die Antworten beeinflussen könnte. Es muss jedoch berücksichtigt werden, dass die Corona-Pandemie und deren Auswirkungen noch erforscht werden. Eine Orientierung bieten
Epidemien und Pandemien aus der Vergangenheit, wobei bei einem Vergleich
beachtet werden muss, dass sich die Medizin und die Abrufbarkeit von Informationen verändert haben. Eine Empfehlung für weitere Forschungen ist daher, re-
gelmäßig und auch nach der Corona-Pandemie Experten zu interviewen und
Umfragen unter dem medizinischen Personal durchzuführen und das Corona Vi-
rus weiterhin zu erforschen.

5   Fazit

Ziel dieser Hausarbeit war es, die folgenden Forschungsfragen zu beantworten:
Wie lässt sich durch die Corona Pandemie die Qualität in deutschen Kliniken sichern und wie wirken sich steigende Infektionszahlen als auch der erhöhte Druck
auf das Krankenhauspersonal aus. Für die Beantwortung wurde eine literaturbasierte Untersuchung durchgeführt als auch eine Umfrage analysiert und eine eigene Umfrage erstellt. Expertinnen und Experten wurden für diese Hausarbeit
interviewt.

Aus den Ergebnissen lässt sich schließen, dass die Qualität im Krankenhaus
durch den Einsatz von Checklisten, Schulungen und jährlichen Berichten etabliert
und weiter fortgeführt wird. Die Corona-Pandemie stellt ein weiteres Problem da
und die Qualität in deutschen Klinken ist auf einem hohen Stand. Die Beeinträchtigungen des Qualitätsmanagements wie längere Projektdauern und Personalmangel führen zu Schwierigkeiten bei der Umsetzung, beispielsweise bei Audits
oder Projektplanungen jedoch nicht zu einer geringeren Qualität.

Die Auswirkungen von steigenden Infektionszahlen und der erhöhte Druck auf das Krankenhauspersonal erhöhen in 80 Prozent der Fälle die Arbeitsintensität und führen zu stärkeren Forderungen des Krankenhauspersonals. Der Gesundheitszustand infolge einer Corona-Infektion durch eine geringe Belastbarkeit kann sich verschlechtern. Steigende Infektionszahlen haben einen Einfluss auf den Krankenbestand. Dies hat zur Folge, dass eine höhere Belastung und Infektionen auch beim medizinischen Personal vorkommen.

Für die Umfrage und die Experteninterviews wurde eine kleine Stichprobe gewählt. Bei einer größeren Anzahl an Probanden könnten die Ergebnisse abweichen. Zudem wurde die Umfrage in einer Zeit durchgeführt, in der die Infektionszahlen gering waren. Während eines anderen Zeitraumes hätten möglicherweise andere Ergebnisse herbeigeführt werden können, die noch höhere Belastungen des Krankenhauspersonals als auch Personalausfälle zufolge hätten.

Weitere Fragen für die Forschung wäre, die Umfragen fortzuführen, um mehr Erkenntnisse über einen besseren Umgang mit der Corona-Pandemie und für zukünftige Pandemien zu bekommen.

I Literaturverzeichnis

Augurzky, B. & Schmidt, C. M. (2020). *Nach Corona: Jetzt stabile Krankenhaus-strukturen schaffen.* RWI Positionen, No. 79. Verfügbar unter: http://hdl.handle.net/10419/225077. (14.07.2021).

Badekow, K., Eschenkötter, S. & Färber, R. (2020). *Corona: (k)ein Thema für das Qualitäts- und Risikomanagement?* Verfügbar unter: https://www.aknr.de/download/apotheker/cirs_bericht_022020.pdf?sid=be2q0srar6b1hs72d5ttdn5f3n (01.07.2021).

Bäßler, J. (2017). *Internetpräsenz, Qualitätsziele und Bewertung des Qualitäts-managements von Krankenhäusern in Deutschland.* Verfügbar unter: https://publikationen.uni-tuebin-gen.de/xmlui/bitstream/handle/10900/74542/Diss%20Baessler.pdf?sequence=1&isAllowed=y(01.07.2021).

Brenn, J. (2021). *Qualitätssicherung im Zeichen der Corona-Pandemie.* Verfügbar unter: https://www.aekno.de/fileadmin/user_upload/Rheinische-sAerzteblatt/Ausgaben/2021/2021.02.021.pdf (01.07.2021).

Bundesministerium für Gesundheit. (2021). *Qualitätssicherung im Krankenhausbereich.* Verfügbar unter: https://www.bundesgesundheitsministe-rium.de/qualitaet-krankenhausversorgung.html (01.07.2021).

DEKRA. (o. J.). *White Paper. Qualitätsmanagement im Gesundheitswesen. ISO 9001.* Verfügbar unter: https://www.dekra.de/media/iso-9001-gesund-heitswesen-whitepaper-de-dekra-de.pdf (01.07.2021).

Deutsche Krankenhausgesellschaft. (2019). *Qualität und Patientensicherheit. Positionen der Deutschen Krankenhausgesellschaft.* Verfügbar unter: https://www.dkgev.de/fileadmin/default/Mediapool/2_Themen/2.6._Qua-litaet_Hygiene_und_Sicherheit/A_Qualitaet-Sicherheit_Positio-nen_919.pdf (01.07.2021).

Deutsche Krankenhausgesellschaft. (2020). *Beschlüsse des gemeinsamen Bundesausschuss zu Ausnahmen von Qualitätssicherungsvorgaben aufgrund der COVID-19-Pandemie.* Verfügbar unter: http://www.caritas-muenster.de/cms/contents/caritas-muenster.de/medien/dokumente/aktuelles/corona/dkg-rundschreiben/dkg-rundschreiben_329-2020.pdf (01.07.2021).

Deutscher Berufsverband für Pflegeberufe e. V. (2021). *Gut geschützt bei der Arbeit? Zur konkreten Situation beruflich Pflegender in der Praxis im zweiten Corona-Lockdown.* Verfügbar unter: https://www.dbfk.de/media/docs/download/Allgemein/Broschuere_Pflege-im-2.-Lockdown_Auswertung_Feb2021.pdf (01.07.2021).

Gemeinsamer Bundesausschuss. (2017). *Beschluss. Kontrollen des Medizinischen Dienstes der Krankenversicherung nach § 275a SGB V Erstfassung.* Verfügbar unter: https://www.g-ba.de/downloads/39-261-3178/2017-12-21_2018-09.20_MDK-QK-RL_Erstfassung_konsolidiert_BAnz.pdf (01.07.2021).

Gemeinsamer Bundesausschuss. (2020). *Beschluss des Gemeinsamen Bundesausschuss über eine Änderung der Richtlinie über Maßnahmen der Qualitätssicherung in Krankenhäusern.* Verfügbar unter: https://www.g-ba.de/downloads/39-261-4230/2020-03-27_QS-RL_COVID-19-Ausnahmen-QS-Anforderungen_BAnz.pdf (01.07.2021).

Greulich, A., Korthus, A., Maier, B. & Thiele, G. (2017). Studymag onlineplus. Hochschule Fresenius. Qualitätsmanagement im Krankenhaus. S.16. (14.07.2021).

Hower, K., Pförtner, T. & Pfaff, H. (2020). *Pflegerische Versorgung in Zeiten von Corona – Drohender Systemkollaps oder normaler Wahnsinn? Wissenschaftliche Studie zu Herausforderung und Belastung aus Sichtweise von Leistungskräften.* Verfügbar unter: https://www.imvr.de/uploads/Pflegerische_Versorgung_in_Zeiten_von_Corona_Ergebnisbericht.pdf (01.07.2021).

Jonas-Klemm, S. & Niethammer, C. (2005). *Integration der Mitarbeiter- und Patientenperspektive in das Qualitätsmanagement im Krankenhaus*. Verfügbar unter: http://www-1v75.rz.uni-mannheim.de/Publikationen/MA%20Beitraege/05-02/2005-02_06_jonas-klemm_niethammer_mab_kub.pdf (01.07.2021).

Kundernatsch, D. (2020). *Der PDCA-Zyklus am Beispiel erklärt*. Verfügbar unter: https://www.business-wissen.de/artikel/qualitaetsmanagement-der-pdca-zyklus-am-beispiel-erklaert/ (14.07.2021).

Mayr-Erlinger, R. (2016). *Stand und Entwicklung des Qualitätsmanagements in psychiatrischen Kliniken in Deutschland im Berichtszeitraum 2006 bis 2010*. Verfügbar unter: https://d-nb.info/1164170031/34 (01.07.2021).

Mayring, P. (2015). *Qualitative Inhaltsanalyse. Grundlagen und Techniken* (12. Aufl.). Beltz Verlag.

Peitsch-Breitfeld, B. Heinzmann, G. & Selbmann, H-K. (2002). *Umfassendes Qualitätsmanagement in Klinikverbünden. Bericht aus dem Demonstrationsprojekt*. Verfügbar unter: https://link.springer.com/content/pdf/10.1007/s00103-001-0369-9.pdf (14.07.2021).

Polavis GmbH. (2020). *Lehren aus der Corona-Krise. Wie das Krankenhaus digitaler und effektiver wird*. Verfügbar unter: https://www.polavis.de/wp-content/uploads/2020/01/POLAVIS-eBook-Lehren-aus-der-Corona-Krise_November-2020.pdf (01.07.2021).

Preusker, U-K. (2021). *Lexikon des Deutschen Gesundheitssystems. Die Corona Pandemie. Med Hoch Zwei Verlag GmbH*. Verfügbar unter: https://online-bibliothek.medhochzwei-verlag.de/bibliothek/bibliothek/start.xav#__bibliothek__%2F%2F*%5B%40attr_id%3D%27LexGes-Markt%2F%2FS_LexGesMarkt%2FBst_C%2FErls%2FErl_Corona-Pandemie%27%5D__1625515591146 (01.07.2021)

Von Eiff, W. (2016). *Was ist Qualität? Qualitätsdimensionen und Indikatoren*. Verfügbar unter: https://blog.klinik-wissen-managen.de/was-ist-qualitaet-qualitaetsdimensionen-und-indikatoren/#!prettyPhoto (14.07.2021).

II   Abbildungs- und Tabellenverzeichnis

III Abkürzungsverzeichnis

KHSG	Krankenhausstrukturgesetz
MDK	Medizinischer Dienst der Krankenversicherung
CRIS	Critical-Incident-Reporting-Systeme
DIN EN ISO 9000	Deutsches Institut für Normung, Europäische Norm, internationale Organisation für Normung, Nummer der Norm
IQTIG	Institut für Qualitätssicherung und Transparenz im Gesundheitswesen
QM	Qualitätsmanagement
QMS	Qualitätsmanagementsysteme
PDCA-Zyklus	Plan-Do-Check-Act-Zyklus
KTQ	Kooperation für Transparenz und Qualität im Gesundheitswesen
GmbH	Gesellschaft mit beschränkter Haftung
EFQM	European Foundation für Quality Management
G-BA	Gemeinsamer Bundesausschuss
SGB V	Fünftes Sozialgesetzbuch
IMVR	Institut für Medizinsoziologie, Versorgungsforschung und Rehabilitationswissenschaft der humanwissenschaftlichen Fakultät und der Medizinischen Fakultät der Universität zu Köln

BEI GRIN MACHT SICH IHR WISSEN BEZAHLT

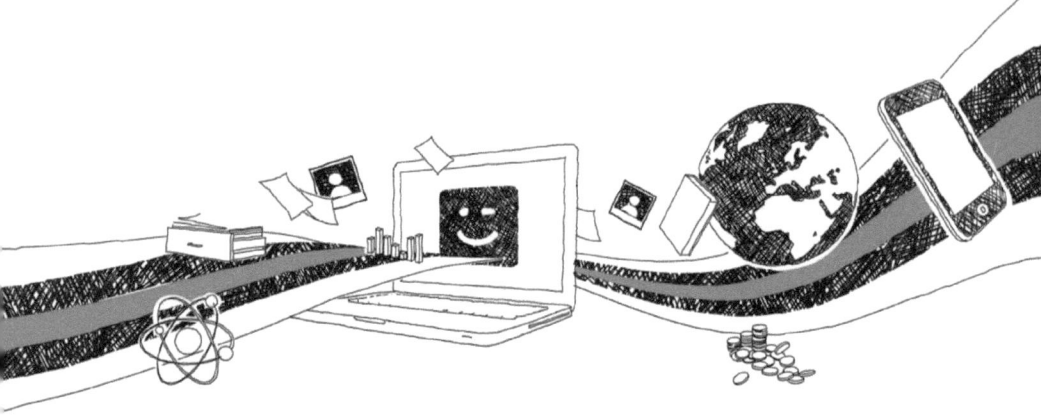

- Wir veröffentlichen Ihre Hausarbeit,
  Bachelor- und Masterarbeit

- Ihr eigenes eBook und Buch -
  weltweit in allen wichtigen Shops

- Verdienen Sie an jedem Verkauf

Jetzt bei www.GRIN.com hochladen
und kostenlos publizieren

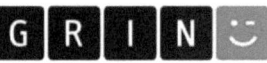